39 Recetas de Jugos Que Rápidamente Reducirán la Constipación:

Mejore su Digestión Rápida y Naturalmente Usando Ingredientes Deliciosos y Efectivos

Por

Joe Correa CSN

DERECHOS DE AUTOR

© 2018 Live Stronger Faster Inc.

Todos los derechos reservados

La reproducción o traducción de cualquier parte de este trabajo, más allá de lo permitido por la sección 107 o 108 del Acta de Derechos de Autor de los Estados Unidos, sin permiso del dueño de los derechos es ilegal.

Esta publicación está diseñada para proveer información precisa y autoritaria respecto al tema en cuestión. Es vendido con el entendimiento de que ni el autor ni el editor están envueltos en brindar consejo médico. Si éste fuese necesario, consultar con un doctor. Este libro es considerado una guía y no debería ser utilizado en ninguna forma perjudicial para su salud. Consulte con un médico antes de iniciar este plan nutricional para asegurarse que sea correcto para usted.

RECONOCIMIENTOS

Este libro está dedicado a mis amigos y familiares que han tenido una leve o grave enfermedad, para que puedan encontrar una solución y hacer los cambios necesarios en su vida.

39 Recetas de Jugos Que Rápidamente Reducirán la Constipación:

Mejore su Digestión Rápida y Naturalmente Usando Ingredientes Deliciosos y Efectivos

Por

Joe Correa CSN

CONTENIDOS

Derechos de Autor

Reconocimientos

Acerca Del Autor

Introducción

39 Recetas de Jugos Que Rápidamente Reducirán la Constipación: Mejore su Digestión Rápida y Naturalmente Usando Ingredientes Deliciosos y Efectivos

Otros Títulos de Este Autor

ACERCA DEL AUTOR

Luego de años de investigación, honestamente creo en los efectos positivos que una nutrición apropiada puede tener en el cuerpo y la mente. Mi conocimiento y experiencia me han ayudado a vivir más saludablemente a lo largo de los años y los cuales he compartido con familia y amigos. Cuanto más sepa acerca de comer y beber saludable, más pronto querrá cambiar su vida y sus hábitos alimenticios.

La nutrición es una parte clave en el proceso de estar saludable y vivir más, así que empiece ahora. El primer paso es el más importante y el más significativo.

INTRODUCCIÓN

39 Recetas de Jugos Que Rápidamente Reducirán la Constipación: Mejore su Digestión Rápida y Naturalmente Usando Ingredientes Deliciosos y Efectivos

Por Joe Correa CSN

La mayoría de las personas han sufrido de constipación en algún momento de sus vidas.

Estadísticamente hablando, una de cada 10 personas (incluyendo niños), se constipa regularmente. Es imperativo tratar la causa raíz de la constipación, no solo por sus efectos físicos, sino porque el desecho corporal debería salir de su cuerpo y no quedarse en su sistema.

Algunos de los síntomas más comunes de constipación son: dolores estomacales, hinchazón, inhabilidad de vaciar los intestinos fácilmente, regularmente y completamente, falta de apetito, mal olor de las heces, y falta general de bienestar.

Las causas de la constipación son diferentes para todos y la mayoría no indican ningún problema médico serio.

Algunas de las causas más comunes son:

Falta de nutrientes como frutas y vegetales, que contienen fibra;

Deshidratación. Se recomienda tomar 8 vasos de agua por día;

Ciertos medicamentos prescritos, como anti depresivos, diuréticos, antihistamínicos, etc.;

Falta de actividad física. Incluso 30 minutos de caminar diariamente cuenta;

Algunos suplementos de hierro y calcio;

Altos niveles de estrés

Mientras podría ser difícil determinar la causa exacta de la constipación en la mayoría de los individuos, una de las mejores curas es incrementar la ingesta de fibra a través de productos naturales, como frutas y vegetales repletos de nutrientes. Los jugos son una forma muy fácil de consumir la fibra necesaria para reiniciar el sistema digestivo. Los líquidos, en general, son fácilmente digeribles y consumirlos le permitirá a su sistema digestivo descansar y curarse a sí mismo.

Estas recetas son fáciles de hacer en casa, y están repletas de sabor y nutrientes que su cuerpo necesitará.

Continúe tomando agua mientras haga jugos, asegúrese de incluir un poco de actividad física leve, como una caminata para obtener aire fresco y disfrutar el placer que vendrá a su cuerpo y alma mientras repara su sistema digestivo con estas recetas

39 RECETAS DE JUGOS QUE RÁPIDAMENTE REDUCIRÁN LA CONSTIPACIÓN: MEJORE SU DIGESTIÓN RÁPIDA Y NATURALMENTE USANDO INGREDIENTES DELICIOSOS Y EFECTIVOS

1. Jugo de Manzana y Remolacha

Ingredientes:

1 manzana pequeña, sin centro

1 taza de remolacha, en rodajas

1 kiwi entero, en rodajas

¼ cucharadita de Canela Ceylán, molida

Preparación:

Lavar la manzana y remover el centro. Trozar

Lavar la remolacha y recortar las puntas. Pelar y cortar en rodajas finas. Rellenar un vaso medidor.

Pelar el kiwi y cortarlo por la mitad. Dejar a un lado.

Procesar la manzana, remolacha y kiwi en una juguera, y pulsar.

Transferir a un vaso y añadir la canela Ceylán.

Refrigerar 15 minutos antes de servir.

Información nutricional por porción: Kcal: 139, Proteínas: 3.3g, Carbohidratos: 40.6g, Grasas: 0.7g

2. Jugo de Durazno y Ciruela

Ingredientes:

2 duraznos medianos, sin carozo

2 ciruelas enteras, sin carozo

1 limón entero, sin piel

¼ cucharadita de jengibre, molido

Preparación:

Lavar los duraznos y cortarlos por la mitad. Remover los carozos y trozar. Dejar a un lado.

Lavar las ciruelas y cortarlas por la mitad. Remover los carozos y dejar a un lado.

Pelar los limones y cortarlos por la mitad. Dejar a un lado.

Añadir los ingredientes a una juguera y pulsar.

Transferir a un vaso y añadir el jengibre.

Información nutricional por porción: Kcal: 161, Proteínas: 4.2g, Carbohidratos: 49.1g, Grasas: 1.2g

3.   Jugo de Durazno y Zanahoria

Ingredientes:

2 duraznos grandes

10 zanahorias medianas

2 manzanas grandes

1 naranja grande, sin piel

½ limón, sin piel

Preparación:

Lavar los duraznos y cortarlos por la mitad. Remover los carozos y trozar. Dejar a un lado.

Lavar las zanahorias y pelarlas. Trozar y dejar a un lado.

Lavar la manzana y remover el centro. Trozar

Pelar la naranja y dividirla en gajos. Dejar a un lado.

Pelar el limón y cortarlo por la mitad. Dejar a un lado.

Añadir los ingredientes a una juguera y pulsar.

Transferir a un vaso.

Refrigerar 15 minutos antes de servir.

Información nutricional por porción: Kcal: 139, Proteínas: 3.3g, Carbohidratos: 40.6g, Grasas: 0.7g

4.   Jugo Verde de Espinaca y Manzana

Ingredientes:

1 taza de espinaca fresca, en trozos

1 manzana Granny Smith mediana, sin centro

1 taza de pepino, en rodajas

1 nudo de jengibre pequeño, sin piel

Preparación:

Lavar la espinaca bajo agua fría. Colar y trozar. Dejar a un lado.

Lavar la manzana y cortarla por la mitad. Remover el centro y trozar. Dejar a un lado.

Lavar el pepino y cortarlo en rodajas finas. Rellenar un vaso medidor y reservar el resto.

Pelar el jengibre y dejar a un lado.

Combinar los ingredientes en una juguera y pulsar.

Transferir a un vaso y añadir la sal.

Servir inmediatamente.

Información nutricional por porción: Kcal: 126, Proteínas: 3.6g, Carbohidratos: 35.8g, Grasas: 0.8g

5. Jugo de Kiwi y Mango

Ingredientes:

1 kiwi entero, sin piel

1 taza de mango, en trozos

1 taza de espinaca fresca, en trozos

1 nudo de jengibre pequeño, sin piel

Preparación:

Pelar el kiwi y cortarlo por la mitad. Dejar a un lado.

Pelar el mango y trozarlo. Rellenar un vaso medidor y reservar el resto en la nevera.

Lavar la espinaca bajo agua fría. Colar y trozar. Dejar a un lado.

Pelar el jengibre y dejar a un lado.

Combinar el mango, kiwi, espinaca y jengibre en una juguera, y pulsar.

Transferir a un vaso.

Refrigerar 10 minutos antes de servir.

Información nutricional por porción: Kcal: 190, Proteínas: 9.1g, Carbohidratos: 53.6g, Grasas: 2.2g

6.   Jugo de Manzana, Palta y Espárragos

Ingredientes:

1 manzana Dorada Deliciosa pequeña, sin centro

1 taza de palta, en cubos

1 taza de espárragos frescos, recortados

1 lima entera, sin piel

1 nudo de jengibre pequeño, sin piel

Preparación:

Lavar la manzana y cortarla por la mitad. Remover el centro y trozar. Dejar a un lado.

Pelar la palta y cortarla por la mitad. Remover el carozo y trozar. Dejar a un lado.

Lavar los espárragos y recortar las puntas. Trozar y dejar a un lado.

Pelar la lima y cortarla por la mitad. Dejar a un lado.

Pelar el jengibre y trozarlo. Dejar a un lado.

Procesar la manzana, palta, espárragos, lima y jengibre en una juguera.

Transferir a un vaso.

Refrigerar 15 minutos antes de servir.

Información nutricional por porción: Kcal: 298, Proteínas: 7.3g, Carbohidratos: 41.6g, Grasas: 22.5g

7.   Jugo de Mango y Cantalupo

Ingredientes:

1 taza de mango, en trozos

1 taza de cantalupo, en cubos

1 durazno mediano, sin carozo

1 lima entera, sin piel

¼ cucharadita de Canela Ceylán, molida

Preparación:

Lavar y pelar el mango. Trozar y dejar a un lado.

Cortar el cantalupo por la mitad. Remover las semillas y cortar dos gajos. Pelar y trozar. Dejar a un lado.

Lavar el durazno y cortarlo por la mitad. Remover el carozo y trozar. Dejar a un lado.

Pelar la lima y cortarla por la mitad. Dejar a un lado.

Combinar el mango, cantalupo, durazno y lima en una juguera. Pulsar.

Transferir a un vaso y añadir la canela Ceylán.

Servir inmediatamente.

Información nutricional por porción: Kcal: 205, Proteínas: 5.2g, Carbohidratos: 59.2g, Grasas: 1.6g

8. Jugo de Palta y Frutilla

Ingredientes:

1 taza de palta, en cubos

1 taza de frutillas, en trozos

1 taza de pepino, en rodajas

1 naranja mediana, en gajos

1 taza de Acelga

Preparación:

Pelar la palta y cortarla por la mitad. Remover el carozo y cortar en cubos. Rellenar un vaso medidor y reservar el resto.

Lavar las frutillas y trozar. Dejar a un lado.

Lavar el pepino y cortarlo en rodajas finas. Rellenar un vaso medidor y reservar el resto.

Pelar la naranja y dividirla en gajos. Cortar los gajos por la mitad y dejar a un lado.

Lavar la acelga bajo agua fría. Colar y trozar. Dejar a un lado.

Combinar la palta, frutillas, pepino, naranja y acelga en una juguera. Pulsar.

Transferir a un vaso y añadir hielo picado antes de servir.

Información nutricional por porción: Kcal: 241, Proteínas: 4.24g, Carbohidratos: 26.54g, Grasas: 21.62g

9. Jugo de Palta e Hinojo

Ingredientes:

1 taza de palta, en trozos

1 taza de hinojo, en trozos

1 manzana Granny Smith pequeña, en trozos

1 taza de pepino, en rodajas

¼ cucharadita de jengibre, molido

Preparación:

Pelar la palta y cortarla por la mitad. Remover el carozo y trozar. Rellenar un vaso medidor y reservar el resto.

Lavar el hinojo y recortar las capas marchitas. Trozar y rellenar un vaso medidor. Reservar le resto en la nevera.

Lavar la manzana y remover el centro. Trozar y dejar a un lado.

Lavar el pepino y cortarlo en rodajas finas. Rellenar un vaso medidor y reservar el resto en la nevera. Dejar a un lado.

Combinar la palta, hinojo, manzana y pepino en una juguera, y pulsar.

Transferir a un vaso y añadir el jengibre.

Agregar hielo antes de servir.

Información nutricional por porción: Kcal: 286, Proteínas: 5g, Carbohidratos: 40.3g, Grasas: 21.9g

10. Jugo de Arándanos y Sandía

Ingredientes:

2 tazas de arándanos

1 taza de sandía, en cubos

1 taza de albahaca fresca, en trozos

1 onza de agua

Preparación:

Poner los arándanos en un colador. Lavar bajo agua fría y dejar a un lado.

Cortar un gajo de sandía grande. Pelarlo y cortar en cubos. Remover las semillas y dejar a un lado.

Lavar la albahaca y trozarla. Dejar a un lado.

Combinar los arándanos, sandía y albahaca en una juguera. Pulsar.

Transferir a un vaso y añadir el agua.

Refrigerar 10 minutos antes de servir.

Información nutricional por porción: Kcal: 188, Proteínas: 3.8g, Carbohidratos: 55g, Grasas: 1.3g

11.   Jugo de Arándanos y Espinaca

Ingredientes:

2 tazas de espinaca fresca, en trozos

1 taza de pepino, en rodajas

1 manzana, sin centro

1 puñado grande de Arándanos

2 zanahorias

¼ cucharadita de jengibre, molido

Preparación:

Lavar la espinaca bajo agua fría. Colar y trozar. Dejar a un lado.

Lavar el pepino y cortarlo en rodajas finas. Rellenar un vaso medidor y reservar el resto.

Lavar la manzana y remover el centro. Trozar

Poner los arándanos en un colador. Lavar bajo agua fría y dejar a un lado.

Lavar y pelar las zanahorias. Cortar en rodajas finas y rellenar un vaso medidor. Reservar el resto en la nevera.

Combinar la espinaca, pepino, manzana, arándanos y zanahorias en una juguera. Pulsar.

Transferir a un vaso y añadir el jengibre.

Servir inmediatamente.

Información nutricional por porción: Kcal: 203, Proteínas: 4.8g, Carbohidratos: 60.5g, Grasas: 1.3g

12. Jugo de Remolacha y Naranja

Ingredientes:

1 remolacha entera, en rodajas

1 naranja mediana, sin piel

1 taza de pepino, en rodajas

1 cucharada de miel líquida

Preparación:

Lavar la remolacha y recortar las partes verdes. Cortar en rodajas finas y dejar a un lado.

Pelar la naranja y dividir en gajos. Cortar cada gajo por la mitad y dejar a un lado.

Lavar el pepino y cortar en rodajas finas. Rellenar un vaso medidor y reservar el resto en la nevera.

Combinar la remolacha, naranja y pepino en una juguera, y pulsar. Transferir a un vaso y añadir la miel.

Servir inmediatamente.

Información nutricional por porción: Kcal: 83, Proteínas: 2.8g, Carbohidratos: 25.1g, Grasas: 0.3g

13. Jugo Verde

Ingredientes:

4 tazas de espinaca fresca, en trozos

4 manzanas Granny Smith verde medianas, sin centro

¼ taza de hojas de menta fresca, en trozos

3 hojas de col rizada grandes, en trozos

3 tallos de apio grandes, en trozos

1 ½ taza de albahaca fresca, en trozos

Preparación:

Lavar la espinaca bajo agua fría. Trozar y rellenar un vaso medidor. Reservar el resto.

Lavar la manzana y cortarla por la mitad. Remover el centro y trozar. Dejar a un lado.

Combinar la col rizada y menta en un colador grande. Lavar bajo agua fría, colar y trozar. Dejar a un lado.

Lavar el tallo de apio y trozarlo. Dejar a un lado.

Lavar la albahaca y trozarla. Dejar a un lado.

Poner los ingredientes en una juguera y pulsar.

Refrigerar 10 minutos antes de servir.

Información nutricional por porción: Kcal: 425, Proteínas: 17.2g, Carbohidratos: 122.2g Grasas: 4.1g

14. Jugo de Zanahoria y Ciruela

Ingredientes:

4 ciruelas enteras, en trozos

1 taza de zanahorias, en rodajas

1 taza de Lechuga romana, rallada

1 taza de verdes de mostaza, en trozos

1 onza de agua

Preparación:

Lavar las ciruelas y cortarlas por la mitad. Remover los carozos y dejar a un lado.

Lavar y pelar las zanahorias. Cortar en rodajas finas y rellenar un vaso medidor. Reservar el resto en la nevera.

Combinar la lechuga y verdes de mostaza en un colador grande. Lavar bajo agua fría. Rallar la lechuga y trozar los verdes de mostaza. Dejar a un lado.

Combinar las zanahorias, ciruelas, lechuga y verdes de mostaza en una juguera, y pulsar. Transferir a un vaso y añadir el agua.

Servir frío.

Información nutricional por porción: Kcal: 128, Proteínas: 4.8g, Carbohidratos: 39.1g, Grasas: 1.3g

15. Jugo de Palta y Frambuesa

Ingredientes:

1 taza de palta, en trozos

1 taza de frambuesas

1 durazno pequeño, sin carozo

3 damascos enteros, en trozos

¼ cucharadita de Canela Ceylán, molida

Preparación:

Pelar la palta y cortarla por la mitad. Cortar en rodajas finas y reservar el resto en la nevera. Dejar a un lado.

Lavar las frambuesas y colar. Rellenar un vaso medidor y reservar el resto en la nevera.

Lavar el durazno y cortarlo por la mitad. Remover el carozo y trozar. Dejar a un lado.

Lavar los damascos y cortarlos por la mitad. Remover los carozos y cortar en cuartos. Dejar a un lado.

Combinar la palta, frambuesas, duraznos y damascos en una juguera, y pulsar.

Transferir a un vaso y añadir la canela Ceylán.

Refrigerar 15 minutos antes de servir.

Información nutricional por porción: Kcal: 206, Proteínas: 5.5g, Carbohidratos: 63.5g, Grasas: 2.1g

16. Jugo de Apio y Col Rizada

Ingredientes:

2 tallos de apio medianos, en trozos

1 taza de col rizada fresca, en trozos

1 manzana pequeña, sin centro

1 taza de Lechuga romana, rallada

1 ½ taza de albahaca fresca, en trozos

Preparación:

Lavar los tallos de apio y trozarlos. Dejar a un lado.

Lavar la col rizada bajo agua fría. Colar y trozar. Dejar a un lado.

Lavar la manzana y cortarla por la mitad. Remover el centro y trozar. Dejar a un lado.

Lavar las hojas de lechuga y rallarla. Rellenar un vaso medidor y reservar el resto.

Lavar la albahaca y trozarla. Dejar a un lado.

Combinar la col rizada, apio, manzana, lechuga y albahaca en una juguera, y pulsar.

Transferir a un vaso y agregar hielo antes de servir.

Información nutricional por porción: Kcal: 103, Proteínas: 4.6g, Carbohidratos: 29.4g, Grasas: 1.2g

17. Jugo de Espinaca y Coliflor

Ingredientes:

2 tazas de espinaca fresca, en trozos

5 floretes de coliflor, en trozos

2 tazas de uvas negras

1 onza de agua

¼ cucharadita de jengibre, molido

Preparación:

Lavar la espinaca bajo agua fría. Trozar y dejar a un lado.

Lavar los floretes de coliflor y trozarlos. Rellenar un vaso medidor y reservar el resto.

Lavar las uvas y rellenar un vaso medidor. Reservar el resto.

Combinar la coliflor, espinaca y uvas en una juguera, y pulsar.

Transferir a un vaso y añadir el agua y jengibre.

Agregar hielo y servir inmediatamente.

Información nutricional por porción: Kcal: 136, Proteínas: 4.1g, Carbohidratos: 36.9g, Grasas: 1g

18. Jugo de Uva y Arándanos

Ingredientes:

1 taza de uvas negras

1 taza de arándanos

1 manzana Dorada Deliciosa pequeña, sin centro

¼ cucharadita de canela, molida

Preparación:

Lavar las uvas y rellenar un vaso medidor. Reservar el resto.

Lavar los arándanos. Colar y dejar a un lado.

Lavar la manzana y cortarla por la mitad. Remover el centro y trozar. Dejar a un lado.

Combinar las uvas, arándanos y manzana en una juguera, y pulsar.

Transferir a un vaso y añadir la canela.

Agregar hielo antes de servir.

Información nutricional por porción: Kcal: 191, Proteínas: 2.1g, Carbohidratos: 54.7g, Grasas: 1g

19. Jugo de Arándanos y Uva

Ingredientes:

2 tazas de arándanos

1 taza de uvas negras

1 naranja sangre mediana, sin piel

1 nudo de jengibre pequeño, sin piel y en trozos

Preparación:

Poner los arándanos en un colador. Lavar bajo agua fría y colar. Rellenar un vaso medidor y reservar el resto en el congelador.

Lavar las uvas y rellenar un vaso medidor. Dejar a un lado.

Pelar la naranja y dividir en gajos. Cortar cada gajo por la mitad y dejar a un lado.

Pelar el jengibre y trozar. Dejar a un lado.

Combinar los arándanos, uvas, naranja y jengibre en una juguera, y pulsar.

Transferir a un vaso y agregar hielo antes de servir.

Información nutricional por porción: Kcal: 254, Proteínas: 4.1g, Carbohidratos: 75.2g, Grasas: 1.5g

20.   Jugo de Kiwi y Brócoli

Ingredientes:

1 kiwi entero, en rodajas

1 taza de brócoli, en trozos

1 manzana Granny Smith mediana, sin centro

1 tallo de apio mediano, en trozos

1 taza de espinaca fresca, en trozos

1 nudo de jengibre pequeño, sin piel y en trozos

Preparación:

Pelar el kiwi y cortarlo por la mitad. Dejar a un lado.

Lavar el brócoli y trozarlo. Dejar a un lado.

Lavar la manzana y cortarla por la mitad. Remover el centro y trozar. Dejar a un lado.

Lavar el apio y trozarlo. Dejar a un lado.

Lavar la espinaca bajo agua fría. Trozar y rellenar un vaso medidor. Reservar el resto.

Pelar el nudo de jengibre y trozarlo. Dejar a un lado.

Combinar el kiwi, brócoli, manzana, apio, espinaca y jengibre en una juguera, y pulsar.

Transferir a un vaso y añadir hielo antes de servir.

Información nutricional por porción: Kcal: 146, Proteínas: 1.2g, Carbohidratos: 42.2g, Grasas: 1.2g

21. Jugo de Alcachofa y Espinaca

Ingredientes:

1 alcachofa mediana, en trozos

1 taza de espinaca fresca, en trozos

2 tazas de uvas negras

1 puñado grande de Arándanos

1 nudo de jengibre pequeño, sin piel y en rodajas

Preparación:

Recortar las hojas externas de la alcachofa. Lavar y trozar. Dejar a un lado.

Lavar la espinaca bajo agua fría. Trozar y dejar a un lado.

Lavar las uvas y rellenar un vaso medidor. Reservar el resto.

Poner los arándanos en un colador grande. Lavar y dejar a un lado.

Pelar el nudo de jengibre y trozarlo. Dejar a un lado.

Combinar la alcachofa, espinaca, uvas negras, arándanos y jengibre en una juguera, y pulsar.

Transferir a un vaso y refrigerar 10 minutos antes de servir.

Información nutricional por porción: Kcal: 229, Proteínas: 7.4g, Carbohidratos: 68.6g, Grasas: 1.4g

22. Jugo de Palta y Repollo

Ingredientes:

1 taza de palta, en rodajas

1 taza de repollo morado, en trozos

1 puerro entero, en trozos

1 pera mediana, en trozos

½ lima, sin piel

Preparación:

Pelar la palta y cortarla por la mitad. Cortar en rodajas finas y reservar el resto en la nevera. Dejar a un lado.

Lavar el repollo y trozarlo. Dejar a un lado.

Lavar y trozar el puerro. Dejar a un lado.

Lavar la pera y remover el centro. Trozar y dejar a un lado.

Pelar la lima y cortarla por la mitad. Dejar a un lado.

Combinar la palta, repollo, puerro, pera y lima en una juguera, y pulsar.

Transferir a un vaso y refrigerar 15 minutos antes de servir.

Información nutricional por porción: Kcal: 352, Proteínas: 6.35g, Carbohidratos: 62.41g, Grasas: 22.09g

23.   Jugo Rojo

Ingredientes:

2 hojas de repollo morado, en trozos

2 manzanas Rojas Deliciosas medianas, sin centro

3 zanahoria mediana, en rodajas

1 taza de frutillas, en rodajas

¼ remolacha, en rodajas

Preparación:

Lavar el repollo y trozarlo. Dejar a un lado.

Lavar la manzana y cortarla por la mitad. Remover el centro y trozar. Dejar a un lado.

Lavar y pelar las zanahorias. Cortar en rodajas finas y dejar a un lado.

Lavar las frutillas y remover las ramas. Trozar y rellenar un vaso medidor. Dejar a un lado.

Lavar la remolacha y recortar las partes verdes. Trozar y dejar a un lado.

Combinar el repollo, manzana, zanahoria, frutillas y remolacha en una juguera, y pulsar.

Transferir a un vaso y refrigerar 10 minutos antes de servir.

Información nutricional por porción: Kcal: 302, Proteínas: 5.2g, Carbohidratos: 88.6g, Grasas: 1.4g

24. Jugo de Coliflor y Verdes de Remolacha

Ingredientes:

1 taza de coliflor, en trozos

1 taza de verdes de remolacha, en trozos

1 taza de albahaca fresca, en trozos

1 manzana roja mediana, sin centro

1 limón grande, sin piel

1 taza de brócoli, en trozos

Preparación:

Recortar las hojas externas de la coliflor. Lavar y trozar. Rellenar un vaso medidor y reservar el resto en la nevera.

Combinar los verdes de remolacha y albahaca en un colador grande. Lavar bajo agua fría y colar. Trozar y dejar a un lado.

Lavar la manzana y cortarla por la mitad. Remover el centro y trozar. Dejar a un lado.

Pelar el limón y cortarlo por la mitad. Dejar a un lado.

Lavar el brócoli y trozarlo. Dejar a un lado.

Combinar la coliflor, verdes de remolacha, albahaca, manzana, limón y brócoli en una juguera. Pulsar y transferir a un vaso.

Agregar algunos cubos de hielo y servir inmediatamente.

Información nutricional por porción: Kcal: 137, Proteínas: 7.3g, Carbohidratos: 42.1g, Grasas: 1.3g

25. Jugo de Remolacha y Naranja

Ingredientes:

2 remolacha grande, recortada y en trozos

1 naranja grande, en gajos

1 taza de brócoli, en trozos

1 pepino grande, en rodajas

Preparación:

Lavar la remolacha y recortar las partes verdes. Trozar y dejar a un lado.

Pelar la naranja y dividirla en gajos. Dejar a un lado.

Lavar el brócoli y trozarlo. Rellenar un vaso medidor y reservar el resto.

Lavar el pepino y cortarlo en rodajas finas. Dejar a un lado.

Combinar la remolacha, naranja, brócoli y pepino en una juguera, y pulsar.

Decorar con menta fresca.

Transferir a un vaso y agregar hielo antes de servir.

Información nutricional por porción: Kcal: 123, Proteínas: 7.8g, Carbohidratos: 38.1g, Grasas: 1.1g

26. Jugo de Coliflor y Col Rizada

Ingredientes:

1 taza de coliflor, en trozos

1 taza de col rizada fresca, en trozos

1 taza de brócoli, en trozos

1 manzana verde pequeña, sin centro

¼ cucharadita de jengibre, molido

Preparación:

Lavar la coliflor y recortar las hojas externas. Trozar y dejar a un lado.

Lavar la col rizada bajo agua fría y colar. Romper con las manos y dejar a un lado.

Lavar el brócoli y trozarlo. Dejar a un lado.

Lavar la manzana y cortarla por la mitad. Remover el centro y trozar. Dejar a un lado.

Combinar la coliflor, col rizada, brócoli y manzana en una juguera, y pulsar.

Transferir a un vaso y añadir el jengibre molido.

Información nutricional por porción: Kcal: 131, Proteínas: 8.1g, Carbohidratos: 36.8g, Grasas: 1.5g

27. Jugo de Brócoli y Uvas

Ingredientes:

1 taza de brócoli fresco, en trozos

1 taza de uvas verdes

1 taza de pepino, en rodajas

1 taza de verdes de mostaza, en trozos

1 nudo de jengibre pequeño, sin piel

2 onzas de agua

Preparación:

Lavar el brócoli y trozarlo. Dejar a un lado.

Lavar las uvas y dejar a un lado.

Lavar el pepino y cortarlo en rodajas finas. Rellenar un vaso medidor y reservar el resto.

Lavar los verdes de mostaza bajo agua fría. Trozar y dejar a un lado.

Pelar el jengibre y dejar a un lado.

Combinar el brócoli, uvas, pepino, verdes de mostaza y jengibre en una juguera, y pulsar.

Transferir a un vaso y añadir el agua.

Agregar hielo y servir inmediatamente.

Información nutricional por porción: Kcal: 100, Proteínas: 5.2g, Carbohidratos: 27.4g, Grasas: 1g

28. Jugo de Uva y Sandía

Ingredientes:

1 taza de uvas verdes

1 taza de sandía, en cubos

1 kiwi entero, sin piel

1 pera mediana, en trozos

¼ cucharadita de Canela Ceylán, molida

Preparación:

Lavar las uvas y dejar a un lado.

Cortar la sandía por la mitad. Cortar 1 gajo grande y pelarlo. Trozar y rellenar un vaso medidor. Remover las semillas. Reservar el resto en la nevera.

Pelar el kiwi y cortarlo por la mitad. Dejar a un lado.

Lavar la pera y remover el centro. Trozar y dejar a un lado.

Combinar la sandía, uvas, kiwi y pera en una juguera, y pulsar.

Transferir a un vaso y añadir la canela Ceylán.

Información nutricional por porción: Kcal: 216, Proteínas: 3g, Carbohidratos: 64.5g, Grasas: 1.2g

29. Jugo de Repollo, Col Rizada y Kiwi

Ingredientes:

1 taza de repollo, rallado

1 taza de col rizada fresca, en trozos

2 tazas de espinaca fresca, en trozos

1 taza de perejil fresco, en trozos

1 taza de pepino, en rodajas

1 kiwi entero, sin piel

1 taza de palta, en trozos

¼ cucharadita de cúrcuma, molida

Preparación:

Lavar el repollo y rallarlo. Rellenar un vaso medidor y reservar el resto.

Combinar la col rizada, espinaca y perejil en un colador grande. Lavar bajo agua fría y colar. Trozar y dejar a un lado.

Lavar el pepino y cortarlo en rodajas finas. Dejar a un lado.

Pelar el kiwi y cortarlo por la mitad. Dejar a un lado.

Pelar la palta y cortarla por la mitad. Remover el carozo y trozar. Rellenar un vaso medidor y reservar el resto.

Combinar el repollo, col rizada, espinaca, perejil, pepino, kiwi y palta en una juguera, y pulsar.

Transferir a un vaso y añadir la cúrcuma.

Refrigerar 10 minutos y servir.

Información nutricional por porción: Kcal: 290, Proteínas: 10.7g, Carbohidratos: 40.3g, Grasas: 23.1g

30. Jugo de Naranja y Remolacha

Ingredientes:

1 naranja sangre pequeña, en gajos

1 taza de remolacha, recortada y en rodajas

1 taza de palta, en cubos

½ taza de uvas verdes

Preparación:

Pelar la naranja y dividir en gajos. Cortar cada gajo por la mitad y dejar a un lado.

Lavar la remolacha y recortar las partes verdes. Cortar en rodajas finas y rellenar un vaso medidor. Reservar el resto en la nevera.

Pelar la palta y cortarla por la mitad. Cortar en cubos y rellenar un vaso medidor. Reservar el resto.

Lavar las uvas y rellenar un vaso medidor. Dejar a un lado.

Combinar la naranja, remolacha, palta y uvas en una juguera. Añadir algunos cubos de hielo y pulsar.

Decorar con menta fresca.

Transferir a un vaso y servir inmediatamente.

Información nutricional por porción: Kcal: 350, Proteínas: 7.3g, Carbohidratos: 56.1g, Grasas: 22.6g

31. Jugo de Uvas y Cereza

Ingredientes:

1 taza de uvas negras

1 taza de cerezas, sin carozo

1 taza de arándanos

1 naranja sangre pequeña, en gajos

¼ cucharadita de canela, molida

Preparación:

Lavar las cerezas y cortarlas por la mitad. Remover los carozos y dejar a un lado.

Combinar los arándanos y uvas en un colador, y lavar bajo agua fría. Colar y dejar a un lado.

Pelar la naranja y dividir en gajos. Cortar cada gajo por la mitad y dejar a un lado.

Combinar las uvas, arándanos, cerezas y naranjas en una juguera, y pulsar.

Transferir a un vaso y añadir la canela.

Agregar hielo y servir inmediatamente.

Información nutricional por porción: Kcal: 249, Proteínas: 4.2g, Carbohidratos: 73.2g, Grasas: 1.2g

32. Jugo de Palta y Brócoli

Ingredientes:

1 taza de palta, en cubos

1 taza de brócoli, en trozos

1 naranja mediana, sin piel

1 taza de col rizada fresca, en trozos

2 kiwis grandes, sin piel

Preparación:

Pelar la palta y cortarla por la mitad. Remover el carozo y cortar en cubos. Rellenar un vaso medidor y reservar el resto. Dejar a un lado.

Lavar el brócoli y trozarlo. Dejar a un lado.

Pelar la naranja y dividirla en gajos. Dejar a un lado.

Lavar la col rizada bajo agua fría y colar. Romper con las manos y dejar a un lado.

Pelar los kiwis y cortarlos por la mitad. Dejar a un lado.

Combinar la palta, brócoli, naranja, col rizada y kiwis en una juguera, y pulsar.

Transferir a un vaso y agregar hielo antes de servir.

Decorar con menta fresca.

Información nutricional por porción: Kcal: 357, Proteínas: 11.1g, Carbohidratos: 59.9g, Grasas: 23.2g

33.   Jugo de Espinaca y Kiwi

Ingredientes:

1 taza de espinaca fresca, en trozos

¼ taza de hojas de menta frescas

2 kiwis enteros, sin piel

1 manzana pequeña, sin centro

1 durazno pequeño, sin carozo

Preparación:

Lavar la espinaca y colar. Trozar y dejar a un lado.

Combinar la espinaca y menta en un colador grande. Lavar bajo agua fría. Colar y romper con las manos. Dejar a un lado.

Pelar los kiwis y cortarlos por la mitad. Dejar a un lado.

Lavar la manzana y cortarla por la mitad. Remover el centro y trozar. Dejar a un lado.

Lavar el durazno y cortarlo por la mitad. Remover el carozo y trozar. Dejar a un lado.

Combinar la espinaca, kiwi, manzana y durazno en una juguera, y pulsar. Transferir a un vaso y añadir hielo.

Servir inmediatamente.

Información nutricional por porción: Kcal: 199, Proteínas: 5.3g, Carbohidratos: 58.9g, Grasas: 1.7g

34. Jugo de Naranja y Moras

Ingredientes:

1 naranja mediana, sin piel

1 taza de moras

1 taza de sandía, en cubos

1 cucharada de miel líquida

¼ cucharadita de canela, molida

Preparación:

Pelar la naranja y dividir en gajo. Cortar cada gajo por la mitad y dejar a un lado.

Lavar las moras y colar. Dejar a un lado.

Cortar la sandía por la mitad. Cortar un gajo grande y reservar el resto en la nevera. Remover las semillas y llenar un vaso medidor. Dejar a un lado.

Lavar las moras y colar. Dejar a un lado.

Combinar la sandía, moras y naranja en una juguera, y pulsar. Transferir a un vaso y añadir la miel y canela.

Refrigerar 10 minutos antes de servir.

Información nutricional por porción: Kcal: 186, Proteínas: 4.2g, Carbohidratos: 40.7g, Grasas: 1.1g

35. Jugo Verde de Manzana y Uvas

Ingredientes:

2 manzanas Granny Smith medianas, sin centro

1 taza de pepino, en rodajas

17 uvas verdes

2 tazas de espinaca fresca, en trozos

Preparación:

Lavar la manzana y cortarla por la mitad. Remover el centro y trozar. Dejar a un lado.

Lavar el pepino y cortarlo en rodajas finas. Rellenar un vaso medidor y reservar el resto.

Lavar las uvas y rellenar un vaso medidor. Dejar a un lado.

Lavar la espinaca y colar. Romper con las manos y dejar a un lado.

Combinar la manzana, pepino, uvas y espinaca en una juguera, y pulsar.

Transferir a un vaso. Decorar con menta fresca.

Información nutricional por porción: Kcal: 127, Proteínas: 3.13g, Carbohidratos: 33.77g, Grasas: 0.79g

36.   Jugo de Frutilla y Mango

Ingredientes:

½ taza de frutillas, en trozos

1 taza de mango, en trozos

1 manzana pequeña, sin centro

2 cerezas enteras, sin carozo

1 cucharadita de menta seca, molida

Preparación:

Lavar las frutillas y trozar. Dejar a un lado.

Pelar y trozar el mango. Dejar a un lado.

Lavar la manzana y cortarla por la mitad. Remover el centro y trozar. Dejar a un lado.

Lavar las cerezas y cortarlas por la mitad. Remover los carozos y dejar a un lado.

Poner la menta en un tazón pequeño y añadir 2 cucharadas de agua caliente. Dejar reposar 5 minutos.

Combinar el mango, frutillas, manzana, cerezas y menta en una juguera, y pulsar. Transferir a un vaso y refrigerar 15 minutos antes de servir.

Información nutricional por porción: Kcal: 185, Proteínas: 2.8g, Carbohidratos: 53.8g, Grasas: 1.1g

37. Jugo de Col Rizada y Brócoli

Ingredientes:

2 tazas de col rizada, en trozos

2 tazas de brócoli, en trozos

2 varas de espárragos medianas, recortadas

1 taza de menta fresca, en trozos

1 limón entero, sin piel

1 nudo de jengibre pequeño, sin piel

Preparación:

Lavar la col rizada bajo agua fría. Colar y trozar. Dejar a un lado.

Recortar las hojas externas del brócoli. Lavar y trozar. Dejar a un lado.

Lavar los espárragos y recortar las puntas. Trozar y dejar a un lado.

Lavar la menta y trozarla. Puede remojarla en agua 5 minutos, pero es opcional.

Pelar el jengibre y dejar a un lado.

Pelar el limón y cortarlo por la mitad. Dejar a un lado.

Combinar el brócoli, col rizada, espárragos, jengibre, menta y limón en una juguera. Pulsar, transferir a un vaso y refrigerar 15 minutos antes de servir.

Información nutricional por porción: Kcal: 118, Proteínas: 13.3g, Carbohidratos: 35.3g, Grasas: 2.4g

38. Jugo de Manzana y Apio

Ingredientes:

1 manzana verde grande, sin centro

1 limón grande, sin piel

3 tallos de apio grandes, en trozos

1 pepino grande

2 onzas de agua de coco

Preparación:

Lavar la manzana y cortarla por la mitad. Remover el centro y trozar. Dejar a un lado.

Pelar el limón y cortarlo por la mitad. Dejar a un lado.

Lavar y trozar los tallos de apio. Dejar a un lado.

Pelar el pepino y trozarlo. Dejar a un lado.

Combinar la manzana, limón, apio y pepino en una juguera, y pulsar. Transferir a un vaso y añadir el agua de coco.

Añadir algunos cubos de hielo y servir inmediatamente.

Información nutricional por porción: Kcal: 175, Proteínas: 5.1g, Carbohidratos: 50.2g, Grasas: 1.3g

39. Jugo de Col Rizada y Zanahoria

Ingredientes:

1 taza de col rizada fresca, en trozos

1 zanahoria grande, en rodajas

1 apio grande, en trozos

1 manzana Granny Smith pequeña, sin centro

1 cucharada de miel líquida

Preparación:

Lavar la col rizada bajo agua fría. Colar y romper con las manos. Dejar a un lado.

Lavar y pelar la zanahoria. Cortar en rodajas finas y dejar a un lado.

Lavar el apio y trozarlo. Dejar a un lado.

Lavar la manzana y cortarla por la mitad. Remover el centro y trozar. Dejar a un lado.

Combinar la col rizada, zanahoria, apio y manzana en una juguera, y pulsar. Transferir a un vaso y añadir la miel.

Agregar hielo y servir inmediatamente.

Información nutricional por porción: Kcal: 179, Proteínas: 4.6g, Carbohidratos: 34.3g, Grasas: 1.1g

OTROS TITULOS DE ESTE AUTOR

70 Recetas De Comidas Efectivas Para Prevenir Y Resolver Sus Problemas De Sobrepeso: Queme Calorías Rápido Usando Dietas Apropiadas y Nutrición Inteligente

Por

Joe Correa CSN

48 Recetas De Comidas Para Eliminar El Acné: ¡El Camino Rápido y Natural Para Reparar Sus Problemas de Acné En 10 Días O Menos!

Por

Joe Correa CSN

41 Recetas De Comidas Para Prevenir el Alzheimer: ¡Reduzca El Riesgo de Contraer La Enfermedad de Alzheimer De Forma Natural!

Por

Joe Correa CSN

70 Recetas De Comidas Efectivas Para El Cáncer De Mama: Prevenga Y Combata El Cáncer De Mama Con una Nutrición Inteligente y Alimentos Poderosos

Por

Joe Correa CSN

www.ingramcontent.com/pod-product-compliance
Lightning Source LLC
Chambersburg PA
CBHW030300030426
42336CB00009B/466